Giocattoli sessuali: Buoni o Cattivi?

Di Gabriel Agbo

ISBN: ISBN-13: 9781978163027

ISBN-10: 1978163029

Se non diversamente indicato, tutte le citazioni delle scritture sono prese dalla versione New Living Translation (NLT) della Sacra Bibbia.

Stampato e Pubblicato negli Stati Uniti d'America

<u>**Contatti dell'Autore**</u>

Rev. Gabriel Agbo

Tel: 234-8037113283

E-mail: gabrielagbo@yahoo.com

www.authorsden.com/pastorgabrielnagbo

P O Box 1755, Enugu – Nigeria.

Faceboook / Double Honour International

Twitter: pastorgabagbo

Contenuti

<u>Introduzione</u>

I rivenditori di sex toys guadagnano miliardi di dollari ogni anno. I loro prodotti sono molto diversificati ed oggi si trovano in ogni parte del mondo. Ora, sembra che questa cosa di simulare e soddisfare artificialmente e tecnologicamente i desideri sessuali sia di moda. Single, persone sposate, vecchi e giovani, oggi finanziano i negozi di articoli per adulti ed i loro costruttori, e sono sempre alla ricerca dei giochi erotici più seducenti e sofisticati. Sembra che non ci sia fine al loro ingegno nell'inventare nuovi strumenti di piacere. Oggigiorno alcuni di questi agiscono e si comportano esattamente come un partner dell'altro sesso durante l'atto. Davvero. Ma qui, vedremo l'origine, capiremo le intenzioni e gli effetti di questi oggetti nelle persone che li utilizzano, specialmente nella sfera spirituale e psicologica.

Ora, i giocattoli erotici erano previsti nei piani di Dio? E dato che una relazione sessuale è una connessione fisica, emozionale e spirituale, questi hanno qualche effetti collaterali in questi campi? Per prima cosa, i sex toys non rientrano nei piani di Dio. Facciamo tutto quello che serve per soddisfare sessualmente il nostro partner. Certo. Ma Satana ha introdotto questi oggetti, idoli (come altri peccati sessuali: omosessualità, sesso anale, l'essere lesbiche, praticare sesso con demoni, masturbarsi, ecc.) per corrompere e deviare l'obbedienza dell'uomo alla parola ed al volere di Dio. La bibbia dice che coloro che bramano questo tipo di piaceri peccaminosi fuori della volontà di Dio sono morti. Davvero. Cadaveri che camminano! Non tutte le Pratiche di piacere sono permesse. Dobbiamo cercare di soddisfare Dio prima di noi stessi. Si, Dio desidera che godiamo della vita, ma entro i limiti delle Sue divine intenzioni e disposizioni. I giochi erotici sono stati inventati da demoni e sono totalmente contro la parola di Dio ed il benessere spirituale dell'uomo. Sono uno strumento del culto di demoni del sesso e di Satana.

Attraverso l'uso di questi strumenti, la masturbazione e tutte le altre forme di sessualità immorale che ho menzionato in precedenza aprono automaticamente la porta alle possessioni demoniache. Non è possibile utilizzare questi strumenti senza entrare in contatto con gli spiriti che vi sono nascosti dietro. Non è possibile. È come venerare un idolo. C'è sempre uno spirito demoniaco dietro un idolo. Queste pietre, il legno, gli oggetti e gli animali rappresentano esseri spirituali. È da qui che derivano i loro poteri. Perciò, ogni sex toy e comportamento immorale hanno dietro uno spirito demoniaco. E questo è il motivo per il quale è sempre molto difficile abbandonare queste pratiche o liberarsi dai legami con queste mentre le si pratica. La Bibbia dice chiaramente che coloro che praticano l'idolatria o l'adulterio divengono spiritualmente legati. Nessuno vi ha mai parlato di incontri con demoni del sesso che visitano queste persone nei loro sogni, e di strani fatti nelle loro storie e relazioni? La prossima volta che sarete tentati di entrare in contatto con questo mondo ricordatevi della presenza demoniaca che c'è dietro. Elaboreremo tutti questi concetti nel corso del libro.

Gabriel Agbo

www.authorsden.com/pastorgabrielnagbo

Capitolo Uno

Come tutto è iniziato

I sex toys hanno una lunga storia che inizia con oggetti lavorati che rappresentavano il pene. Gli antichi Romani, Greci, Cinesi, Asiatici ed Indiani ricavavano questi oggetti dalla pietra, dal ferro, oro, legno e da altri materiali e venivano utilizzati per l'autoerotismo. Alcuni di questi popoli (come i Greci) praticavano il culto di dei e dee del sesso e in queste pratiche venivano utilizzati tali oggetti e venivano compiuti atti immorali, come il sesso con demoni e spiriti. Quindi, è possibile dire che l'origine dei sex toys viene dalla ricerca di un piacere 'illimitato' e dal culto di dei oscuri. Questa invenzione mutò nel tempo in altri oggetti e nel ventesimo secolo furono inventati i primi vibratori elettrici. Da allora, è stato tutto un diluvio di strumenti manuali e sofisticati per il piacere erotico. Alcuni di questi addirittura parlanti o che fanno l'occhiolino! Wow!

Certo, le rappresentazioni del pene esistono da quando esiste il pene stesso. Il primo *dildo* conosciuto recuperato dai paleontologi è riconducibile al Paleolitico. Fatto di siltite e finemente lucidato. Questi oggetti erano fatti di pietra o di osso scolpiti.

Parlando di Greci e Romani, loro erano politeisti che adoravano Dioniso, divinità del vino e della fertilità, chiamato anche Bacco o Liber. Il culto di divinità del sesso prevedeva l'organizzazione di parate nelle strade, dove enormi *phallus* venivano issati come fossero cartelli di protesta. Al termine di una parata per celebrare la fertilità di una coppia, una vergine sarebbe arrivata per incoronare il phallus con una corona floreale. I Greci invece sono stati i primi ad usare pelli o intestini animali per ricoprire peni intagliati, al fine di aggiungere una sensazione più naturale ed una forma più complessa.

I Cinesi erano invece considerati grandi innovatori in materia di masturbazione femminile. Tornando indietro nel tempo, per gli uomini Cinesi benestanti era abitudine avere molte mogli; troppe per soddisfarle regolarmente. Si pensò che dando loro un sostituto del pene si sarebbero mantenute fedeli e avrebbe evitato che diventassero lesbiche. Si è scoperto che gli antichi dildo cinesi erano fatti di bronzo ed altri metalli. Alcuni di essi erano cavi e potevano contenere dei liquidi che venivano rilasciati al momento opportuno.

India e Persia non erano tagliate fuori. Pare che qui i

dildo fossero fatti d'oro o argento, o di avorio finemente lavorato e decorato.

L'uso di questi oggetti rimase più o meno lo stesso per gran parte della storia dell'uomo. Alcune civiltà non crearono nessun tipo di dildo, preferendo oggetti più naturali come zucchine o banane. La parola <u>dildo deriva dall'italiano "diletto"</u>.

Capitolo Due

Qual'era il Suo piano?

Ora, è molto importante tornare alla creazione per capire le intenzioni originarie di Dio riguardo l'uomo ed il sesso. Questo è molto importante perché per comprendere una struttura o le sue funzioni, è necessario tornare alla radice e scoprire le intenzioni del costruttore / creatore. Vero.

Al momento della creazione, Dio fece l'uomo dopo aver creato tutte le altre cose del mondo. In quel momento, l'uomo era solo poiché completamente diverso da tutte le altre creature. Non poteva trovare nessuno con cui relazionarsi e Dio non aveva ancora pienamente completato le Sue intenzioni per proteggere, ricreare e popolare la terra. Così ha dovuto provvedere a trovare una soluzione a questa situazione. Leggiamo un estratto dalla genesi prima di continuare:

"E il Signore Dio disse: «Non è bene che l'uomo sia solo: voglio fargli un aiuto che gli corrisponda».Allora il Signore Dio plasmò dal suolo ogni sorta di animali selvatici e tutti gli uccelli del

cielo e li condusse all'uomo, per vedere come li avrebbe chiamati: in qualunque modo l'uomo avesse chiamato ognuno degli esseri viventi, quello doveva essere il suo nome. Così l'uomo impose nomi a tutto il bestiame, a tutti gli uccelli del cielo e a tutti gli animali selvatici, <u>ma per l'uomo non trovò un aiuto che gli corrispondesse.</u> Allora il Signore Dio fece scendere un torpore sull'uomo, che si addormentò; gli tolse una delle costole e richiuse la carne al suo posto.2Il Signore Dio formò con la costola, che aveva tolta all'uomo, una donna e la condusse all'uomo. Allora l'uomo disse:<u>«Questa volta è osso dalle mie ossa, carne dalla mia carne. La si chiamerà donna, perché dall'uomo è stata tolta». Per questo l'uomo lascerà suo padre e sua madre e si unirà a sua moglie, e i due saranno un'unica carne."</u>

Gen. 2:18

"E Dio creò l'uomo a sua immagine; a immagine di Dio lo creò: <u>maschio e femmina li creò. Dio li benedisse e Dio disse loro: «Siate fecondi e moltiplicatevi, riempite la terra e soggiogatela,</u>dominate sui pesci del mare e sugli uccelli del cielo e su ogni essere vivente che striscia sulla terra»".

Gen. 1:28

Il proposito di creare l'essere umano prima e distinguerlo poi in maschio e femmina con organi genitali definiti è spiegato molto bene qui. In primo luogo, Dio creò qualcuno che si prendesse cura del creato, e fece l'uomo. E quando vide che l'uomo si sentiva solo e non trovava modo di relazionarsi con le altre creature, creò la donna dal corpo dell'uomo stesso. Notare che non fece un altro uomo, bensì una donna, con le caratteristiche femminili nel fisico, nella sessualità, nella mente e nello spirito così che fosse differente. E fu creata così perché avesse un ruolo specifico e speciale nella creazione – per aiutare l'uomo, essere sua compagna, amica, moglie e madre dei suoi figli, per dare conforto ecc, insomma per soddisfare l'uomo ed alleviare la sua solitudine. Proprio così. Ed anche la donna è una creazione meravigliosa!

Perciò quale giocattolo, oggetto, bambola può avere tutti questi ruoli nella vita di un uomo? Dimmelo. O quale giocattolo erotico può invece sostituire l'uomo nella vita di una donna. Nessuno! Le opere di Dio hanno sempre un intento preciso e qualsiasi tentativo di sostituirsi ad esse si rivela sempre sciocco ed indegno. Ora dimmi come possono degli oggetti soddisfare tutte le intenzioni divine di unire in matrimonio un uomo ed una donna.

Il sesso...

Certo, il sesso è sempre stato un argomento critico ma Dio, deliberatamente ha equipaggiato uomini e donne della sessualità, degli organi riproduttivi, degli ormoni, di desideri ed istinti. Ha anche fatto in modo che le relazioni tra loro fossero piacevoli, molto piacevoli. Ma sesso e piacere non sono fini a loro stessi. Questi furono inseriti nel piano per facilitare i propositi di compagnia e procreazione. Diversamente si potevano immaginare procreazione senza sesso o addirittura sesso senza piacere. Sicuramente sarebbe stato terribile. Forse gli uomini avrebbero vomitato la propria progenie dalla bocca o sarebbero morti per permettere a questa di uscire dal loro stomaco come fanno alcuni serpenti. Non c'è nulla da ridere.

Quindi, per generare il piacere o la massimo soddisfazione non è per forza necessario coinvolgere sex toys o altri oggetti. Il piacere è una cosa bella, ma deve derivare nel modo originale e naturale che Dio ha previsto. Il piacere serve a rendere allettante il sesso ed il sesso è stato creato per facilitare l'intimità e quindi la procreazione. E la procreazione serve a riprodursi per ripopolare la terra. Questa è la volontà originale di Dio e qualunque cosa fuori di ciò può essere considerata empia e satanica.

I legami nelle relazioni

Esiste un legame nelle relazioni tra un uomo ed una donna (marito e moglie). Esso è fisico, emozionale, psicologico e spirituale. Ed è per questo che fin dall'inizio è stato chiaro che entrambi avrebbero lasciato i genitori per unirsi in un tuttuno. Infatti, quando Dio guarda un marito ed una moglie, li vede come una sola cosa. Vero. Aritmetica divina – uno più uno uguale ad uno! Unico nel proposito, nella creazione, nell'unità, nell'esistenza, uno nella riproduzione e nello spirito, ed è per questo che la prole è unica e condivide il DNA dell'uomo e della donna – geni, tratti, caratteristiche ecc. Ottimo!

Lo stesso accade in tutti gli aspetti della loro vita. Guardando una coppia ideale, si ritrovano i legami emozionali, psicologici e spirituali. Molte volte si trovano comportamenti inconsciamente simili – pensare allo stesso modo, scegliere allo stesso modo. Avere gusti simili, voci, sogni o sensi simili e qualche volta certe coppie fanno sogni spirituali simili, allo stesso tempo, nel corso della medesima notte. Questo è Dio che mostra visioni e visita entrambi nello stesso momento. Questa è l'essenza che si ritrova nell'unione tra moglie e marito. Questa è la volontà di Dio nella sua forma originaria, che li vuole uniti nel corpo, nell'anima e nello spirito. E saranno uniti per scopo divino, pianificazione ed esecuzione.

Ora, nessun tipo di sofisticazione o manipolazione può fare in modo che un uomo o una donna abbiano questo tipo di legame, intimità e relazione con un sex toy, una bambola o un idolo. È impossibile. Per meglio comprendere l'essenza di un legame spirituale, emozionale e fisico in una relazione, possiamo leggere Matteo al capitolo diciannove e ascoltare direttamente le parole di Gesù. Ecco:

"Non hai letto le scritture? Gesù rispose. Si ricorda che fin dall'inizio 'Dio li ha create maschi e femmine.' E disse 'Questo spiega perché un uomo lascia il padre e la madre e <u>si unisce a sua moglie, e i due sono uniti in uno. Dal momento che non sono più due ma uno</u>, nessuno li separi, perché Dio li ha uniti insieme'.

Quello era un Gesù "vintage"! Coglieva ogni occasione per espandere e stabilire la verità. È molto chiaro in questo passaggio. Dice che la verità è stata stabilita e che i fondamenti dall'inizio sono che un uomo ed una donna lasceranno la casa dei genitori per unirsi in una entità unica ed inseparabile, poichè Dio li ha messi insieme. Unione perfetta e bellissima! Quindi, dimmi, dove entrano in gioco oggetti e bambole? Dove entrano in gioco unioni omosessuali ed altre perversioni? Sono soltanto deviazioni demoniache dal piano originale di Dio e qualunque disobbedienza alla volontà divina porta sicuramente delle conseguenze. Di questo parlerò in seguito.

Credo che l'Apostolo Paolo alludesse anche a questo nei suoi insegnamenti. Si veda il capitolo cinque su Efeso, versi da trentuno a trentatré:

"Per questo l'uomo lascerà suo padre e sua madre e si unirà alla sua donna e <u>i due formeranno una carne sola. Questo mistero è grande; lo dico in riferimento a Cristo e alla Chiesa!</u> Quindi anche voi, ciascuno da parte sua, ami la propria moglie come se stesso, e la donna sia rispettosa verso il marito."

Efesini 5:31-33.

Davvero un mistero profondo! Il legame spirituale e fisico tra uomo e donna (marito e moglie) è un mistero profondo che può essere equiparato solamente alla relazione tra Gesù Cristo e la chiesa. Mio Dio! Davvero profondo! Credo che questo tipo di unione, di relazione, possa essere raggiunta solo nei limiti della volontà e delle disposizioni di Dio. Come potrebbe realizzarsi una cosa simile con un oggetto?

L'invenzione e l'utilizzo di giocattoli erotici, bambole, oggetti, vibratori, idoli, pornografia (immagini e messaggi), attività 'mono' e 'omo' sessuali negano le nobili intenzioni di Dio fin dalla creazione. Di sicuro è Satana la mente dietro tutto ciò. La sua intenzione è stata sempre quella di distruggere o corrompere le creazioni di Dio. Ma tutto questo sforzo è teso al raggiungimento di un obbiettivo – dare piacere

attraverso la masturbazione. Che discuterò brevemente

nel prossimo capitolo.

Capitolo Tre

Masturbazione e Sex Toys

I sex toys sono principalmente utilizzati per stimolare il piacere sessuale e la soddisfazione. La masturbazione è questo. La masturbazione fa male, è peccaminosa e sbagliata. Certo, anche io ho letto studi medici che dicono che questa pratica non fa male alla salute umana, ma spiritualmente e psicologicamente la masturbazione è una tremenda distruttrice. E tutti sappiamo che problemi spirituali e psicologici possono portare ad azioni anche criminali. Una mente depressa può diventare pazza. Una persona moralmente depravata può sempre molestare o stuprare il sesso opposto ecc..

Per prima cosa, la masturbazione ti fa sentire costantemente in colpa. La tua coscienza continuerà a dirti che ciò che stai facendo è sbagliato – che è contro la parola di Dio. Ed io non conosco nessuna tortura psicologica peggiore del sentirsi colpevoli. Questa può anche portare ad altri problemi mentali, odio per se stessi ed altro. Può anche portare al suicidio, all'omicidio e ad altri crimini. È stata la colpevolezza a far commettere il suicidio a Giuda.

Perversione

La masturbazione può portare a forme peggiori di perversione sessuale. Può far diventare qualcuno sessualmente squilibrato in modo permanente. Molti stupratori erano prigionieri della masturbazione, di pornografia, di contatti con persone immorali. E sicuramente saprai che lo stupro porta all'assassinio, all'aborto e ad altri crimini. Ci sono stati casi di persone che hanno ucciso le loro vittime dopo averle stuprate. Ci sono state persone violentate fino alla morte. Ogni giorno si leggono cose del genere sui giornali. Al giorno d'oggi lo stupro avviene anche nei confronti dei propri figli, di bambini e anche di donne anziane. Conosco un luogo dove ci sono casi di giovani specializzati nella violenza su donne anziane. Governo e polizia hanno dovuto lottare perchè questa pratica diminuisse. Era come una maledizione. Ma tutto ciò poteva essere tracciato ripercorrendo a ritroso il tipo di informazioni e Pratiche cui questi giovani erano stati esposti e anche dalle loro frequentazioni. Guardando questa triste storia dimmi cosa avrebbe potuto causarla se non eccessive sollecitazioni sessuali:

Ieri un padre è stato condannato a due ergastoli per aver causato la morte della sua figlia di 15 settimane mentre la stava violentando.

Steven Deuman Jr, 26enne, di Traverse City, Michigan, è stato incriminato di omicidio di primo grado ed aggression sessuale nei confronti dei giurati – soggetti a testimonianze e foto agghiaccianti – ed è bastata meno di un'ora per condannarlo lo scorso Settembre.

Ad Agosot 2011, la piccola Evelynne Deuman fu trovata nella camera da letto della casa mobile dove viveva con il naso sanguinante, in stato di incoscienza e con respire assente.

Sick: Deuman fu condannato per aver ucciso la sua figlia di tre mesi nel corso di una aggression sessuale nell'Agosto 2011.

Una morte tragica: Evelynne Deuman fu trovata esanime con un preservative in bocca sul pavimento di casa.

Deuman perse molto tempo prima di chiamare l'ambulanza.

Più tardi sua madre Natasha Maitland disse che si era soffocata con un preservative usato.

Maitland, disse alla corte del giudice federale Gordon Quist di Grand Rapids che si trovava a lavoro mentre la figlia veniva uccisa, prima della sentenza.

Ha rivelato di aver bruciato e distrutto tutto ciò che riguardava Deuman nella sua vita poichè non voleva avere nessun suo ricordo, come riportato su mlive.com.

Disse: 'Se mi chiedessero di descriverti, userei due parole – codardo e mostro. Sei un mostro per ciò che hai fatto a Evelynne, quelle cose orribili per toglierle la vita.

'Non sono in grado di spiegare a parole quanto profondamente sto male. Non sentirò mai le sue prime parole, non vedrò i suoi primi passi.

'Sei una persona orribile.'

L'avvocato statunitense Phil Green ha affermato ieri che il crimine era "tra i crimini più commemorabili e orribili che si può commettere.

'Non ha solo violentato la bimba. L'ha lasciata sul pavimento e l'ha lasciata morire. Non ha chiamato il 911. Non ha fatto nulla per salvarle la vita.'

Durante il processo, Deuman ha sostenuto di aver messo la figlia sul letto mentre è andato fuori per una sigaretta.

Quando è tornato, era sdraiata sul pavimento, non respirava con il condom scartato in bocca.

Test successivi hanno dimostrato la presenza di DNA appartenente alla piccolo all'esterno e a Deuman. L'avvocato americano assistente Phil Green ha detto ai giurati che Deuman ha ucciso la bambina durante la violenza orale e poi ha considerato diversi scenari per tutta la serata per suggerire che è morta per cause accidentali. Non chiamò il 911, ma riferì al telefono Maitland che la figlia non respirava, perdendo tempo prezioso che avrebbe potuto salvarle la vita.

Scena del crimine: Dieci membri della stessa famiglia che vivono nella stessa casa mobile a Suttons Bay, Michigan, nel terreno di proprietà degli Indiani Chippewa.

Green disse ieri: 'Questo è stato un caso davvero difficile da ascoltare per chiunque.

"Questo è quanto di più malvagio si possa fare. Questa è una realtà tragica. Lo ha fatto davvero.

"Una bella bambina di 15 settimane ha perso la vita, ha perso il suo futuro, a causa della sua necessità di gratificazione sessuale".

Ha detto la madre Natasha per aver testimoniato per conto della procura, nonostante "dovesse sopportare una perdita che nessuno dovrebbe mai sopportare".

Secondo Michigan Live, avrebbe detto ai giurati: "Non era un caso. Non riusciva a rotolare, meno strisciare.

"Certamente non era capace di superare gli ostacoli sul suo letto, i cuscini, per finire sul pavimento. Anche se fosse, come avrebbe messo in bocca quel preservativo? " Infine, ha detto: "È difficile immaginare qualcosa di più scoraggiante rispetto alla violenza orale di un bambino di 15 settimane".

Giurati anche ascoltati da testimoni che, come bambini, hanno affermato che anche loro sono stati abusati sessualmente da Deuman.

L'avvocato difensore sosteneva che il suo cliente era un padre orgoglioso e che la casa mobile che condividevano con altre dieci persone era una situazione temporanea.

Ha detto che i pubblici ministeri hanno ingiustamente ritratto il suo cliente come un 'infelice alla ricerca di sesso sfrenato'.

Daily mail 6 Marzo 2013

Gli stupratori ed altri pervertiti diranno sempre che non sapevano cosa stava accadendo loro in quei momenti. Si, è una ricostruzione che fanno sempre. Come la masturbazione, la pornografia, il parlare ed agire in modo sporco li ha spinti fino ad un eccesso incontrollabile.

Di nuovo, vediamo un altro triste articolo preso dal International Business Times, 30/11/16

Colpisce il bambino: Padre abusa sessualmente e uccide la figlia di 10 settimane

Robert Davidson, un 24enne padre di Rockville, Maryland, è stato dichiarato colpevole lunedì per abusi sessuali e per aver ucciso la figlia di dieci settimane l'anno scorso. L'autopsia di sua figlia, Aleah Thompson, ha mostrato che aveva una clavicola rotta e 34 costole fratturate, ha riferito il Washington Post.

L'avvocato Mary Herdman ha dichiarato in giudizio che lesioni supplementari agli occhi, alla testa e alla colonna vertebrale hanno indicato che il bambino ha subito abuso fisico nelle prime due settimane della sua vita e prima della sua morte il 23 giugno 2015.

Le lesioni fatali si sono verificate quando Davidson è rimasto solo facendo da babysitter al bambino mentre la sua fidanzata, Lorena Thompson, era al lavoro. Durante la sua intervista iniziale con la polizia il 23 giugno, Davidson ha detto che stava giocando ai videogiochi quando sentì rumori dalla camera da letto che indicavano che il suo bambino aveva problemi a respirare.

Quando andò a controllare, Davidson trovò la piccola che non rispondeva ed in stato di incoscienza, e chiamò il 911 per aiuto. Davidson stava eseguendo CPR sull'infante quando la polizia e i medici arrivarono sulla scena. Aleah è morta in ospedale tre giorni dopo.

Herdman disse che Davidson ha poi ammesso alla polizia che aveva ripetutamente scosso la bimba dopo averla trovata incosciente. Davidson ha anche detto che sua figlia era caduta dal divano.

Non è chiaro come abbia abusato sessualmente di sua figlia, ha riferito il New York Daily News martedì. Ronald Gottlieb, avvocato di Davidson, ha detto in tribunale che il padre stava "cercando di rimuovere il muco e altre sostanze" da sua figlia.

"Non ha mai ammesso di averlo fatto per una gratificazione sessuale, ma l'atto effettivo stesso lo ha ammesso", ha detto Gottlieb in tribunale.

Lorena Thompson è stata anche accusata nel caso e è stata dichiarata colpevole di aver trascurato un minore il 22 luglio. Ha detto agli investigatori che aveva già notato le contusioni su Aleah dopo essere stata con il suo fidanzato, ma non avvertì le autorità né cercò l'attenzione dei media.

La negligenza è la forma più diffusa di abuso sui minori negli Stati Uniti, secondo l'Alleanza Nazionale dei Bambini, un centro di difesa dei bambini con sede a Washington DC. Tra i 702.000 bambini che sono stati maltrattati o abusati negli Stati Uniti nel 2014, circa l'80 per cento ha subito negligenza, 18 per cento ha sperimentato abuso fisico e il 9 per cento ha assistito ad abusi sessuali. Più di 700.000 bambini sono stati abusati negli Stati Uniti ogni anno, secondo i dati del Dipartimento di Salute e Servizi Umani degli Stati Uniti dal 2014. Circa 1.564 bambini sono morti a causa di abusi o trascuratezza nel Stati Uniti nel 2014.

Ci sono molti rapporti altrettanto terribili sui giornali ogni giorno. Tutti questi sono i risultati di queste abitudini e stimoli sessuali inappropriati.

Dietro le quinte

Il sesso con giocattoli, bambole ed altre forme di masturbazione sono comunque pratiche sessuali reali. Può non esserci un'altra persona in quel momento, ma l'atto sessuale è comunque reale. Ti sento dire "come"? In primo luogo, ogni pratica costante di un'abitudine peccaminosa attrae gli spiriti maligni responsabili di queste abitudini. E il sesso è così potente nel regno spirituale che attrae facilmente entità demoniache. Sì, il sesso è potente! Anche i demoni sono molto interessati al sesso. Essi sono ancor più interessati ad esso rispetto agli esseri umani. Forse, perché il sesso viene utilizzato per varie attività nel regno oscuro. Ci arriveremo in seguito.

Ma in primo luogo, cerchiamo di stabilire alcune delle cose che abbiamo appena detto, perché mi sono sentito più volte chiedere quale sia la relazione tra un giocattolo sessuale, bambole e spiriti demoniaci.

Se ami il giocattolo, ami l'idolo

Il giocattolo erotico e l'idolo sono di solito oggetti inanimati che di diverse forme e dimensioni. Uno viene utilizzato per adorazione mentre l'altro viene utilizzato per soddisfare sessualmente in modo artificiale.

Idoli

Anche se un oggetto inanimato può diventare molto potente e terribile a seconda del dio (spirito) che rappresenta, il tipo di adorazione, il livello di devozione dei fedeli, ecc. la forza di un idolo dipende dal livello dello spirito che è stato attratto da esso attraverso il culto. Proprio come il talismano e gli amuleti o oggetti magici. Questi sono oggetti ordinari fatti di vetro, legno, ferro, pietre, ecc., Ma divengono "energizzati" attraverso il culto e le invocazioni costantemente fatte su di essi. Anche Dio e la Bibbia riconoscono le influenze e le abilità demoniache di questi idoli. A volte la Bibbia li chiamerà i dreaded, terribili divinità sangue degli Amorei e dei Cananei, ecc. Non più idoli, ma gli dei, perché sono stati trasmessi spiritualmente e demonicamente. Basta seguirmi pazientemente.

Ora, se sei ancora confuso, guarda cosa è successo quando Mosè e Aaronne andarono a vedere il re d'Egitto o Faraone. Avevano il loro bastone. I fautori ed i maghi del faraone avevano anche loro il proprio bastone. Quando i bastoni sono stati buttati giù, tutti si sono trasformati in serpenti. E il serpente di Mosè (personale) ingoiò gli altri. Anche Mosè lo fece davanti a Dio nel deserto al momento della sua messa in servizio. Quindi c'è sempre uno spirito dietro l'oggetto. Sicuro.

Sex toys

Ciò vale anche per i giocattoli sessuali (anche alcune delle bambole oggi appaiono esattamente come le sirene). Poiché il sesso come il culto ha elementi di spiritualità e di emozione, la pratica costante con un giocattolo, una bambola, un oggetto, un animale attrae automaticamente demoni sessuali (spiriti) ad abitare la bambola o il giocattolo. Questo è molto semplice e pratico: portare uno di questi giocattoli o idoli che servono a questi atti immorali per avere questi demoni nella tua casa. Non puoi mantenere la proprietà del diavolo senza che ti faccia visita. Ecco perché in questo punto del pentimento; è necessario bruciare tutti gli oggetti, inclusi i libri, che si collegano a queste pratiche.

Così, facendo sesso con i giocattoli, le bambole e gli oggetti si fa effettivamente sesso con gli spiriti del demone. Sicuro. Potresti non vederli, ma sono lì. E se non li vedi ciò non diminuisca in alcun modo la loro esistenza. Qualcun altro con un occhio spirituale può vedere i demoni che si muovono attorno a quei giocattoli. Questa vita è più spirituale di quanto si possa immaginare. Non vedi i demoni, ma esistono. Non vedi Dio, ma Esiste. È corretto?

Anche i luoghi che abbiamo sempre sentito dire nei quali la gente va per acquisire ricchezza e potere sono demoniaci; quando è il momento che coinvolge il sesso nel rituale, vi sono ancora bambole, animali, serpenti con cui rapportarsi. Quindi, che si tratti di un oggetto, di una bambola, di un giocattolo o di un animale fisico o addirittura pensato, sono ancora rapporti, ma con spiriti demoniaci che hanno conseguenze terribili.

Capitolo Quattro

Conseguenze dell'utilizzo di sex toys

Ci sono conseguenze terribili nell'utilizzo di giocattoli sessuali. In primo luogo, attira legioni di demoni sessuali (incumbus e succumbus). In secondo luogo, vi renderà permanentemente e spiritualmente inadatti e causerà perdite di poteri spirituali, di doni e di abilità. In terzo luogo, è immorale e quindi c'è il peccato contro Dio. Quattro, attirerà maledizioni da Dio. Cinque, le maledizioni possono anche diventare generazionali. Sei, può portare a conseguenze psicologiche e mentali che possono farti odiare o ritirare dal sesso opposto, e quindi non soddisfare i piani originali di Dio per avere un rapporto sessuale sano. Ce ne sono ancora molti altri, ma a causa dello spazio e del tempo, basta commentare brevemente questi pochi per ora. Sarà bene partire dall'invasione dei demoni sessuali, visto che l'abbiamo già detto.

Incumbus e Succumbus (demoni del sesso)

Lo abbiamo già detto, non puoi utilizzare o mantenere giocattoli sessuali, oggetti, bambole, materiali pornografici o masturbarti senza aprire le porte a demoni affamati, molto affamati. Ci sono spiriti satanici che si specializzano nell'attaccare l'uomo attraverso il sesso. La Bibbia ci ha aperto una piccola finestra nel mondo oscuro: questi demoni come i loro compagni vagano avanti e indietro, giorno e notte alla ricerca delle vittime. Infatti, Gesù ha detto che vagano per cercare dove entrare. E peggio, sono in milioni e per questo Gesù ha potuto esporre migliaia di persone da una sola persona! E sette terribili dalla prostituta chiamata Maria Maddalena:

"Non molto tempo dopo Gesù ha iniziato un giro delle vicine città e villaggi per annunciare la Buona notizia riguardante il regno di Dio. Prese con sé i suoi dodici discepoli, insieme a alcune donne che aveva guarito e da cui aveva estratto gli spiriti

maligni. <u>Tra loro c'erano Maria Maddalena, da cui aveva estirpato sette demoni.</u> Joanna, moglie di Chuza, direttore commerciale di Herod, Susanna e molti altri.

- Luca 8:1-3

Ogni prostituta, peccatore immorale, incluso l'utente del giocattolo sessuale e altri masturbatori, sono posseduti dallo spirito demonico del sesso. Maria Maddalena; una prostituta e altre donne avevano questi problemi finché Gesù non ha cacciato quegli spiriti con il loro pentimento. E sono diventati liberi. Guarda quella stessa Maria, dopo l'incontro con Gesù è uscita la sua vera persona, il dono e l'amore per Dio sono usciti. Immediatamente è diventata uno dei più fedeli seguaci del Signore Gesù. Servì Gesù, si trovava vicino a Lui sulla Croce, osservò la sua sepoltura, venne per osservare il suo sepolcro ed ebbe il privilegio di vedere il Signore risorto. Wow!

Questa stessa persona viveva nell'immoralità e fu pesantemente posseduta da demoni sessuali. Dopo il pentimento e la liberazione, la grazia in lei, i doni, la bellezza, le qualità ed i personaggi divini cominciarono a manifestarsi. L'immoralità, i beni del demone sessuale possono ostacolare la manifestazione divina nella nostra vita. Possono oscurare e cancellare completamente il nostro destino. Se sei stato coinvolto in tutto questo, perché non fare un passo di pentimento ed essere liberato oggi. Quello che Gesù ha fatto per Maria Maddalena lo può fare anche a voi. Con l'impurità immorale non c'è modo che l'immagine e la bellezza del creatore si manifestino in te e attraverso di te.

Spiacenti, torniamo su questi Incumbus e Sucumbus che contattiamo attraverso l'uso di giocattoli sessuali, bambole, oggetti, pornografia e prostituzione o altre forme di immoralità. Questi sono esseri spirituali demoniaci che si trovano, nei sogni, al fine di avere rapporti sessuali con noi. Questo è molto critico a causa del livello di distruzione che infliggono alle loro vittime. Sono molto malvagi e resilienti, e la cosa peggiore è che non sempre vengono rilevati o sconfitti. Ci sono anche casi in cui assalgono le loro vittime mentre sono sveglie. Sì, completamente sveglie!

Incubo deriva dalla preposizione latina **"in"** che in questo caso significa **"in cima"** e **"cubo"**, che significa **"mentire"**. La parola si può tradurre in **"Io mento prima di ogni cosa"**. La maggior parte di questi demoni sessuali provengono dall'acqua (spiriti marini). Prima di entrare nelle attività e nelle soluzioni di questi insulti scherzosi dei demoni sessuali, voglio rapidamente sottolineare che non è solo il demone sessuale che cerca di rimanere negli esseri umani. Altri agenti satanici lo fanno. Ad esempio, le streghe fanno lo stesso per altre ragioni manipolative e demoniache. Oscurano, indeboliscono la resistenza, catturano le voci delle loro vittime nei sogni, ecc.

<u>Le loro attività</u>

- Attaccano i destini, succhiano potenzialità, energie e le benedizioni dalle loro vittime.
- Possono causare problemi di salute o anche la morte.

Ricordo una signora che abbiamo assistito un anno fa. Era legata a un incubo molto potente e geloso (marito spirituale). Questo spirito che ha sempre affermato di essere sposato con lei, quando si manifestava fumava e camminava con un bastone. Anche se questa signora era bella, elegante e dotata di una voce melodiosa, questo incubo ha reso vano ogni suo tentativo di sposarsi. Intatti, la affliggeva con un grumo su uno dei suoi seni. Questo scompariva dopo le preghiere per riapparire dopo poco. Purtroppo, dopo qualche anno, è morta. Le avevamo avvertita che quel livello di demone non può essere totalmente sconfitto con la santità assoluta.

- <u>Sono utilizzati nelle attività di stregoneria per trasmettere le afflizioni</u>: alcuni si sono anche lamentati di avere rapporti sessuali con animali (come serpenti, cani, ecc.). Dopo queste esperienze le vittime sono sempre terribilmente afflitte.

- <u>Ostacolano la crescita spirituale</u>, introducendo confusione e sporcizia nella vita delle loro vittime.

- Malignano e imbarazzano le loro vittime.

- Provocano infertilità.

Ci sono diversi casi in cui le attività degli incubus e degli spiriti succubus hanno portato all'infertilità nelle vite delle loro vittime. Queste persone, quando vengono consegnate in modo adeguato, proseguono nel tentativo di avere bambini. Inoltre, possono ostacolare i progressi della vita. Ci sono diversi casi, in servizio di consegna, dove si forniscono dettagli reali su come hanno distrutto ed ostacolato il progresso, la prosperità e le finanze delle loro vittime.

Patti e Maledizioni: - Questo è il motivo per cui coloro che hanno maledetto la loro vita saranno sempre attaccati da questi spiriti nel sogno. Qui, tendono ad agire spiriti di minoranza. Sempre attenti a guardare per sapere quando alle vittime stanno arrivando benedizioni o scoperte, quindi, li abitano rapidamente attraverso il processo di rapporti sessuali in sogno. Questo è sempre frustrante e ha portato così tanti a commettere suicidio o vivere in totale frustrazione per tutta la vita. Come ho detto in precedenza, queste serie di demoni sono particolarmente malvagi e attaccano gli esseri umani frustranti.

<u>Causano problemi matrimoniali</u>: - Ci sono così tante persone che non sono sposate per le attività degli spiriti Incubus e Succubus. Come ho già detto, alcuni di questi spiriti sono estremamente gelosi. Rendono vano ogni sforzo delle loro vittime per sposarsi. In alcuni casi attaccano persino la persona che si propone alle loro vittime. Questi spiriti possono agire attraverso l'infezione o la causa di problemi sanitari o finanziari o altri disastri. Poi per colui che finalmente riesce a sposarsi, viene colpito da tanta frustrazione, infelicità, insoddisfazione, litigi, malattia, a volte anche infertilità o morte. Sì, è così grave.

<u>Possono anche causare problemi mentali:</u>
- possono causare perdite di memoria, disturbi mentali o di mobilità. C'era questa signora che una volta abbiamo aiutato, che aveva un legame molto forte con uno spirito inconsueto che veniva dall'India per visitarla. Anche negli anni '30 non aveva potuto essere aiutata. Ci sono così tanti casi simili nella nostra società oggi e purtroppo anche nella chiesa.

Ci sono tante attività misteriose e manipolatorie di questi demoni sessuali. Alcuni sono molto difficili da credere. È anche possibile che questi spiriti si rendano invisibili alle loro vittime (comparendo in sogno) o in altre occasioni nascondano la loro vera identità. Ad esempio: possono indossare la maschera di un parente, un amico, un coniuge o altro. Recentemente, ho assistito a un uomo che era molto preoccupato di aver sognato di avere un rapporto sessuale con la sorella maggiore che è sposata. Capii subito che era il lavoro di demoni sessuali (Incubus e Succubus). Volevano solo molestarlo e imbarazzarlo con quell'esperienza. Molte persone hanno queste esperienze, ma sono ignoranti, confuse o semplicemente si vergognano di cercare aiuto. Alcuni hanno anche spiegato psicologicamente e scientificamente questi sogni. Altri li chiamano semplicemente sogni bagnati.

Cosa incoraggia la loro attività?

1. **Immoralità e lussuria: -** L'immoralità sessuale e la lussuria attaccheranno sempre accrescendo le attività degli spiriti Incubus e Succubus.

2. **Collegamenti ininterrotti con idoli**

3. **Contatti peccaminosi**: - Oggetti, materiali, musica, film, pornografia, pensieri sporchi e discussioni. Tutti questi attirano gli spiriti incubus e succubus.

4. **Abitudini peccaminose e mancanza di preghiera**

5. **Ambiente**: - quando vivi in un luogo dove i peccati sessuali vengono praticati e promossi, probabilmente riceverai attacchi da demoni sessuali. Ho visto persone che hanno ricevuto attacchi solo perché hanno dormito vicino a persone che vivono in immoralità. Così spiritualmente, la vita pulita e l'ambiente possono contribuire a ridurre o addirittura eliminare l'attacco o le attività di Incubus e Succubus. Le

persone che vivono vicino a acqua, fiumi, mari, lago, ecc. soffrono anche di più di questi attacchi.

Tipici casi di attacco dei demoni sessuali

Daily Post, 3 Novembre 2016

Un uomo di 48 anni, identificato come Jacob Elegbede, che ha tentato di impiccarsi a Zanda, un sobborgo del Territorio Capitale Federale, FCT, Abuja, ha incolpato forze spirituali per la sua azione. Elegbede, un autista, era andato in una scuola elementare nella zona durante il fine settimana ed era salito su un albero nel tentativo di suicidarsi. I vicini, secondo quanto riferito, lo hanno salvato e hanno avvisato la polizia che l'ha arrestato. Secondo Punch, il padre di uno dei vicini, l'uomo aveva fatto diversi tentativi di impiccarsi il sabato e la domenica e con una nota scritta si è preso la responsabilità del gesto che e ha anche chiesto perdono alla sua famiglia e vicini.

Elegbede, che ha lavorato con un'impresa di costruzioni a Abuja, ha anche elencato i nomi dei suoi creditori che cui doveva vari importi, desiderando il loro perdono. Parlando di ciò che lo ha portato ai tentativi di suicidio,

Elegbede, che ora si trova a Badagry, stato di Lagos, mercoledì, ha detto di non sapere cosa gli sia preso. Ha detto che non era in sè, notando che si era ritrovato semplicemente sull'albero insieme alla corda che voleva usare uccidere.

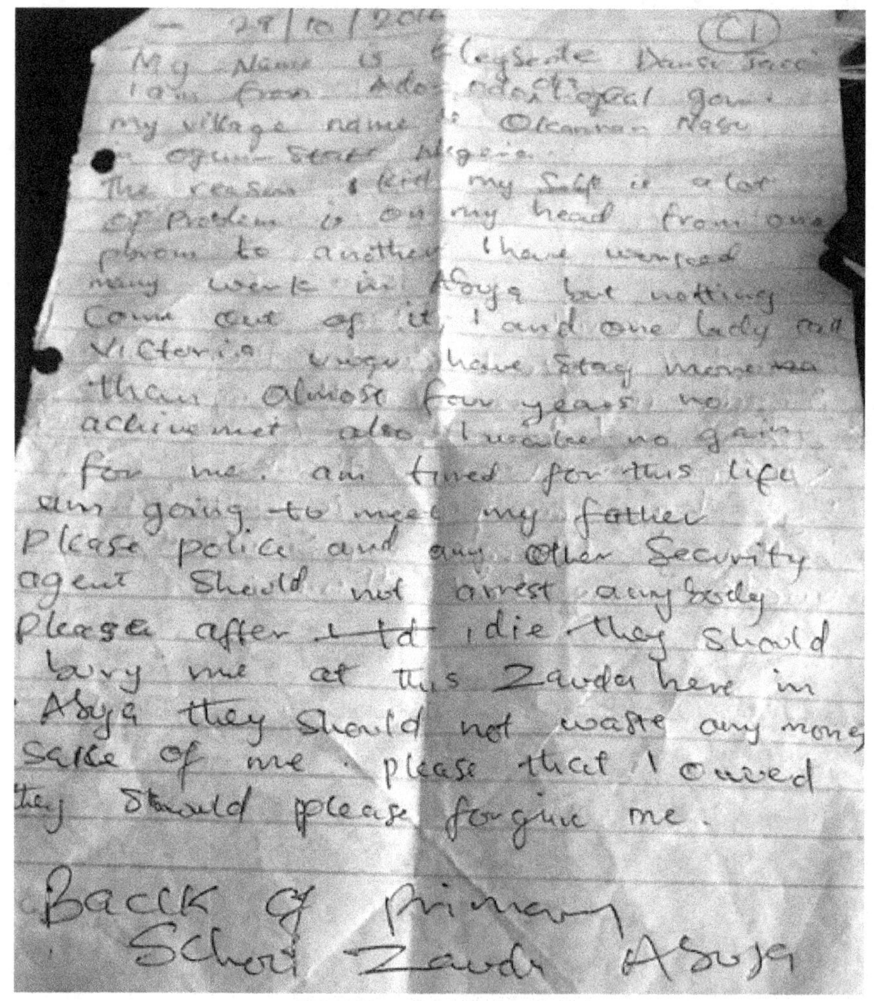

The suicide note Jacob Elegbede left

Disse: "Il mio problema è iniziato circa 18 mesi fa quando ho iniziato a soffrire di insonnia. La situazione è peggiorata quando ho iniziato ad avere sogni strani soffrendo di fitte di calore nella mia testa e nel petto.

"Ho anche cominciato a avere sogni strani in cui mi ritrovo ad avere rapporti con donne estranee e animali. Questi mi hanno spinto a tentare il suicidio.

"Adoro la montagna del fuoco e la chiesa di Miracolo ad Abuja, ma non ho potuto andare per preghiere o liberazione perché lavoro da lunedì a domenica e non avevo tempo ". Credo che il mio problema sia spirituale perché non posso nemmeno spiegare come mi sono trovato sull'albero con una corda per impiccarmi ".

Alla domanda riguardo una nota suicida recuperata dalla polizia, Elegbede, ha dichiarato di non ricordare di aver scritto quella lettera perché non aveva penna o carta nella sua stanza. "Credo fermamente che alcune forze spirituali fossero dietro il mio problema perché mentre ero nella cella sabato scorso, ho avuto un sogno bagnato in cui un cane leccava le mie parti intime ", ha detto.

Confermando la relazione, il commissario FCT della polizia, CP, Muhammed Mustafa, ha dichiarato che il tentativo di suicidio è un reato penale e che l'indagato sarebbe stato accusato in tribunale dopo l'inchiesta.

Ecco un altro caso terribile:

Daily Post 24 marzo 2017

<u>Faccio sesso anale con i serpenti ogni giorno – Profeta di 40 anni</u>

Un sedicente profeta dello Zimbabwe, Pachawa Kwanamba, ha confessato di essere coinvolto in sessioni sessuali con i serpenti. Il 40enne ha detto a Zim News che era diventato impotente dopo aver avuto rapporti sessuali con uno Sheila Taibu, un membro di un culto popolare nello Zimbabwe.

Ha detto: "<u>Ora pratico sesso anale con un serpente. Questo è abituato a penetrarmi ogni giorno.</u> A volte sento che è molto meglio per me morire che continuare a vivere la vita che vivo. Cose misteriose mi stanno accadendo dal giorno in cui ho fatto sesso con Sheila e adesso mi rammarico della decisione che ho fatto di indulgere nel sesso con lei. Ogni volta che spiego la mia situazione a qualcuno pensa che sia un folle e qualcuno ha tagliato i rapporti di comunicazione con me.

"Sono una vittima impotente di sesso anale ogni giorno; <u>il serpente arriva solo mentre sto per dormire e mi entra da dietro. Questo non avviene spiritualmente ma il serpente arriva nel suo stato fisico e ho persino cicatrici che dimostrano ciò che sto dicendo</u> e ho perso i miei poteri profetici da quando sono stato con la donna. Quando rifletto su ciò che accade nella mia vita, mi ricordo il Sansone biblico che ha perso tutti i suoi poteri dopo aver dormito con Delilah. Il trauma tormenta ", ha aggiunto.

Due spiriti femminili mi spogliano e violentano quasi ogni notte – Un uomo chiede aiuto - 28 Febbraio 2017

Un uomo di 35 anni, Eliud Njoroge, ha rivelato come due spiriti femminili lo svestano e abusino sessualmente di lui quasi ogni notte. Njoroge che proviene da Kangemi, Kenya ha fatto la rivelazione sconvolgente davanti ai media riguardo le sue lotte con gli spiriti che lo costringono al sesso contro la propria volontà. Ha detto che le donne lo hanno spogliato nudo e succhiato il suo pene per 45 minuti. Una volta terminato, sono svanite, lasciandolo debole, stanco e assetato.

The Nairobian riferisce che l'uomo non ha rapporti sessuali da più di cinque anni a causa degli strani avvenimenti che gli sono costati anche la fine del matrimonio. Condividendo la sua situazione con il giornale, Njoroge ha sostenuto che gli spiriti lo visitano di notte per costringerlo ad avere sesso orale, cosa che lo ha tormentato per anni. Disse: "Il problema è iniziato intorno al 2012. Quella notte, ho sentito dei passi e una ragazza che piangeva fuori della mia casa. Era così reale. Sono uscito per vedere cosa stava succedendo. Ho visto due donne che appena mi hanno visto, sono scomparse.

"Giorni dopo, mia moglie è uscita in auto e le due donne sono apparse di nuovo. Questa volta, sono venute al mio letto, mi hanno spogliato con forza e hanno iniziato a succhiare il mio pene. È stato molto doloroso e non ho capito cosa stava succedendo. Ricordo di essermi svegliato molto stanco e debole. Spiegando ulteriormente, Njoroge afferma che ogni volta che dorme nudo, vengono ad attaccarlo. Ha aggiunto: "Ho capito che ogni volta che ho dormito nudo, mi hanno attaccato. Sono un uomo tormentato. Non ho fatto sesso per cinque anni a causa di loro ".

Si dice che Njoroge stia cercando aiuto da un predicatore della città con la speranza di essere liberato dagli spiriti che lo visitano almeno tre volte in una settimana.

Ancora un'altra lettera del mio consigliere nella Repubblica Dominicana

Dio ti benedica ministro, voglio dirti qualcosa che sta accadendo a me. Nel mio sogno vedo gente nuda che mi seduce. Sento un essere fare sesso con me nel sogno. Quando mi sveglio mi sento esausto e talvolta la cosa mi eccita e ho anche delle eiaculazioni. A volte mi sento ristagnare, e vedo pochi progressi nella mia vita,

ho quasi 32 anni e non sono ancora sposato. Ma sto lottando molto con questi problemi.
J T, 9 Marzo, <u>Repubblica Dominicana</u>

<u>Soluzioni</u>

1. <u>**Rinascita e Santità:**</u> - Devi essere nato di nuovo e vivere una vita totalmente santa per essere immune ad attacchi di demoni sessuali.

2. <u>**Preghiera e Liberazione : -**</u> Quando sei già una vittima, devi cercare la consulenza spirituale (liberazione) di un vero ministro del Vangelo; un esperto in questo settore che inizia la battaglia per la tua libertà tramite le preghiere di mezzanotte. Questo è sempre molto efficace perché spesso è il loro orario di azione. Le preghiere di mezzanotte con punti di preghiera molto efficaci possono effettivamente controllare ed eliminare l'attacco o i collegamenti con gli incubi e gli spiriti del succubo (demoni sessuali).

Tuttavia dobbiamo anche sapere che questi spiriti possono essere molto, molto testardi e resilienti, ma se persistiamo, alla fine se ne andranno. Quando si prega, bisogna usare termini come il "Fuoco di Dio", "Sangue di Gesù" "Rimandarli da dove provengono" "rompere i legami e il patto", ecc. Deve sempre essere una preghiera violenta.

Approfondimento sui Sogni

Quando un sogno particolare si ripete spesso, deve essere preso sul serio. I sogni possono venire da Dio, dall'uomo e anche dal nemico. Quando è da Dio, sarà per incoraggiamento, direzione, correzione, guida e protezione. Questi sogni lasciano il sognatore tranquillo con la mente pulita. Ma quando arrivano dal nemico, saranno assurdi, vuoti e misteriosi e la maggior parte delle volte il sognatore sarà confuso, senza senso e impaurito.

Sogni indicatori di schiavitù e guai

- Vivi nel sogno con accanto strani volti e in luoghi strani.

- Qualcuno ti spara nei tuoi sogni.

- Se ti trovi nudo o indossi stracci.

- Se le tue cose vengono rubate.

- Se trovi cose sporche intorno a te.

- Vedi persone che conosci o amici morti regolarmente.

- Fai sesso con qualcuno che conosci o meno.

- Voli o mangi sempre nei sogni.

- Nuoti o vedi grandi fiumi nei tuoi sogni.

- Sei perseguitato/attaccato da animali (ad es. cani, serpenti) o esseri umani.

- Senti strane voci o impulsi che invitano a compiere il male.

- Nel sogno, ti vedi salire la scala senza arrivare in cima. Cadi da una scogliera o da una montagna alta in un fossato senza fondo.

- Se vedi te stesso o un'altra persona piangere, vomitare o sanguinare.

- Se hai sempre delle delusioni o delle disgrazie dopo avere un tipo particolare di sogno.

- Vedi sempre la tua ex casa o la scuola.

- Ti vedi sempre nudo o indossare abiti strappati e sporchi, ecc.

- Se vedi insetti e altre creature divoranti.

Quando vedi queste cose nel sogno, sono indicatori che sei in schiavitù satanica o che il nemico ti sta per attaccare. Devi alzarti e pregare con fervore.

Sporcizia e Impurità

Using sex toys and other forms of masturbation and sexual immorality make you dirty and impure. Just be honest to yourself, after every episode, how do you feel? Dirty, impure, filthy, and worthless. Don't be surprise; it is just the element of God in you that is revolting to that sinful practice. Sex toys are terrible, demonically, spiritually dirty! And when something is defiled and filthy, you already know that the best can never come out of it. It will be disgustingly irritating. Today, let it be known to you (if you are still pretending) that these practices have made you spiritually and emotional dirty. You must give them up now. Yes now! Listen to what God is telling you:

Utilizzare giocattoli sessuali e praticare forme di masturbazione ed immoralità sessuale ti fanno sporco e impuro. Basta ascoltare se stessi, dopo ogni episodio, come ci si sente? Sporchi, impuri, inutili. Non farti sorprendere; è solo Dio in voi che si rivolta a quella pratica peccaminosa. I giocattoli sessuali sono terribili, demonicamente, spiritualmente sporchi! E quando qualcosa è contaminato e sporco, sai già che non va bene. Sarà disgustoso ed irritante. Oggi, devi sapere che queste pratiche ti hanno fatto sporcare spiritualmente e emotivamente. Devi abbandonarle. Si Adesso! Ascolta ciò che Dio ti dice:

"Fuggi dal peccato sessuale! Nessun altro peccato colpisce il corpo come questo. Perché l'immoralità sessuale è un peccato contro il tuo corpo. O non sai che il tuo corpo è il tempio dello Spirito Santo, che vive in te e ti è stato dato da Dio? Non appartiene a te stesso, perché Dio ti ha comprato ad un prezzo elevato. Quindi devi onorare Dio con il tuo corpo ".

1 Corinzi 6:18-20.

Wow! Sentito? Il messaggio è molto chiaro. Dice "scappa, fuggi" Sì, fuggi dai peccati sessuali, compreso il sesso con giocattoli, oggetti e demoni. Fuggire significa affrettarsi. Sì, la situazione è così pericolosa che devi scappare frettolosamente. Nulla distrugge, degrada, degrada spiritualmente e socialmente come l'immoralità. Chiedi a persone come il re Davide, Sansone e altri. Fuggi, corri adesso!

Ora, Paolo ci dà i motivi per cui dobbiamo fuggire da tutte queste pratiche sessuali ingiuste. Uno perché sono peccati contro il tuo corpo. Sono contro le intenzioni divine e la programmazione del tuo corpo. Dio ha programmato il modo in cui il tuo corpo dovrebbe funzionare e ogni volta che l'uomo si allontana, il problema sorge.

Due, il tuo corpo è un tempio (edificio utilizzato per l'adorazione di Dio). Lo Spirito Santo risiede in te. Quando fai quelle cose sporche, rendi scomodo il posto (il tuo corpo) dove lo Spirito Santo dimora e il risultato è che gli spiriti sporchi vorrebbero prendere il suo posto, perché non ci può essere un vuoto.

Qualcuno / qualcosa deve vivere in te. Dio o Satana, lo Spirito Santo o i demoni. Non c'è vuoto nel regno spirituale.

Tu non appartieni a te stesso

Guarda la parte successiva del versetto diciannovesimo; afferma che "non apparteni a te stesso". Mio Dio! Questo è il messaggio. Sai che la maggior parte delle persone che praticano queste immoralità ti dirà sempre che è il loro corpo, che hanno il diritto di farne tutto ciò che piace loro. Questa è una bugia! Leggi di nuovo. La parola di Dio dice che non possiedi quel corpo, è proprietà di Dio e devi stare attento a quello che fai, perché devi darne conto. Hai capito? Ripeto, non è il tuo corpo, è proprietà di Dio. Quindi non contaminarlo con quelle abitudini sporche.

Portano alla depravazione

Queste pratiche immorali possono portare alla perversione. Ciò significa che vedremo sempre l'errore come giusto. La cosa peggiore che potrebbe accadere a una persona è quella di cadere in uno stato in cui è difficile distinguere il bene dal male. Ed è proprio qui che alcuni di questi peccatori sessuali sono adesso. Lo hanno praticato così a lungo, hanno respinto la parola di Dio e il male ora sembra così buono per loro. Voglio dire che incontrare persone che ti danno dolci motivi per cui devi utilizzare dei giochini, per cui bisogna prostituirsi, ci si deve masturbare, usare vibratori, ecc.

Non solo praticano, propagano il male. Predicano e convertono per esso. Vergogna! La Bibbia ha detto che questi sono pervertiti e andranno da un livello di errore ad un altro, finché non venrranno finalmente distrutti. Sono destinati alla distruzione. Penso che la parola di Dio si riferisse a questa serie di persone quando disse:

"Allora Dio li lasciò andare avanti a fare qualunque cosa vergognosa che i loro cuori desiderassero. Di conseguenza, <u>facevano cose vili e degradanti con i corpi degli uni gli altri.</u>

Romani 1:24

"Non ti rendi conto di quanto Dio è gentile, tollerante e paziente con te? O non ti importa? Non riesci a capire come sia stato gentile nel darti il tempo di guarire dai tuoi peccati?

Ma no, non ascolterai. Così stai conservando la pena terribile per te stessa a causa della tua ostinazione nel rifiutare di voltarti dai tuoi peccati. Perché verrà un giorno di giudizio quando Dio, giusto giudice di tutto il mondo, giudicherà tutte le persone secondo quello che hanno fatto ".

Romani 2:4-6

Certo, Dio non mancherà di giudicare ogni peccato, compresi i peccati di sesso. Ma c'è anche una cosa paurosa che vedo qui. La sentenza e la punizione di Dio non saranno solo gli utenti dei giocattoli sessuali, ma anche gli inventori, i produttori, i venditori e altri che promuovono queste abitudini peccaminose. Mio Dio!

Questo è veramente pauroso, ma è la parola di Dio. Dice che Dio non è solo arrabbiato con i peccatori, ma anche con coloro che sostengono, li conducono, promuovono o godono delle pratiche. Siete avvisati! Il depravato passa da un peccato all'altro. Da un livello di perversione all'altro, perché la sua anime è stata venduta a Satana. Sei uno di loro?

Schiavitù

Il sesso con i giocattoli, la masturbazione ti condurrà in schiavitù. Sì, un legame fisico e spirituale. Il sesso è molto potente e ogni sua perversione porta ad una schiavitù molto dura. Se vuoi veramente capire lo questa schiavitù devi osservare quelli tuttora schiavi del sesso. Perdono ogni senso di controllo, di ragionamento; tutto quello che importa è come soddisfare la lussuria quando si tratta di loro. Lo spirito della lussuria è molto potente, soprattutto in una vita "senza Cristo". Il desiderio sessuale naturale è uno dei più potenti nell'uomo, quindi immagina quando è pervertito. Sicuramente diventa un disastro.

Coloro che fanno sesso con i giocattoli hanno pesanti legami spirituali, fisici ed emozionali e meritano il nostro aiuto. Vero. Sono stati portati in cattività da un nemico forte ed astuto. La Bibbia diceva una volta che sei uno schiavo di qualsiasi peccato cui cedi. Sì, la relazione tra questi giocattoli sessuali e altri strumenti di masturbazione con i loro utenti è quella del rapporto schiavo / padrone. I giocattoli e il demone dietro di loro sono i maestri e gli utenti gli schiavi. Dio ci aiuti!

Non puoi crederci, alcuni non possono dormire senza usarli. Alcuni non possono uscire senza di loro. Altri passano da un tipo ad un altro di bambola, sempre più sofisticate. Bambole, giocattoli di sesso ovunque nella loro stanza da letto.

La casa dei demoni!.

Ho conosciuto alcuni che sono così. Non si dorme finché non ci si masturba. Ci sono milioni in queste condizioni. Ci sono molti in tale condizione che stanno cercando una via di fuga. Se sei fra loro, ricevi la tua libertà oggi in nome di Gesù! Se non è schiavitù ciò che renderà un uomo costantemente insonne, irrequieto fino alla soddisfazione quotidiana. Questa è la peggiore obbligazione. La schiavitù sessuale è la più grande schiavitù e deve essere evitata a tutti i costi. Fuggi, scappa. Ma sono anche felice perchè la parola di Dio ha detto che anche i prigionieri del potente verranno liberati. La tua liberazione è ancora possibile. C'è ancora speranza per quegli schiavi del giocattolo sessuale. Dio spezerà le catene sataniche. E io ordino a queste catene di interrompersi oggi nel potente nome di Gesù! Ascolta ora:

"Chi può strappare il sacco di guerra dalle mani di un guerriero? Chi può chiedere che un tiranno lasci andare i suoi prigionieri? Ma il Signore dice: "I

prigionieri di guerrieri saranno liberati e il saccheggio dei tiranni verranno recuperati.

Isaia 49:24

Yes, the warriors, the tyrants are these powerful sex habits and demons. Yes, they are strong, very strong. But God says here that he will snatch you out of their hands and set you free from their prisons, chains and captivity. Praise God! You just need to repent, burn those toys, cut off those associations and accept Jesus Christ into your life. Nobody can set you free from these wicked sex demons, except Jesus. True.

Sì, guerrieri e tiranni rappresentano queste abitudini e demoni sessuali. Sì, sono forti, molto forti. Ma Dio dice che ti libererà dalle loro mani e dalle loro prigioni e catene. Loda Dio! Devi solo pentirti, bruciare quei giocattoli, tagliare quei legami ed accettare Gesù Cristo nella tua vita. Nessuno ti può liberare da questi diavoli maliziosi, tranne Gesù. Vero.

Volgarità

Un'altra conseguenza dell'uso dei giocattoli sessuali è la volgarità. Abbiamo già cercato di commentare alcuni casi. Una persona che indulge in pratiche immorali non può sfuggire a maledizioni da Dio. Ti piacerebbe leggerlo dal mio libro "Smettila di imprecare: rivendica la tua libertà dalle imprecazioni che accompagnano la vita immorale". È un libro molto bello e dettagliato che ti aiuterà in ogni settore della tua vita. Non puoi leggere quel libro e continuare a vivere nel peccato; qualsiasi tipo di peccato. Vero. Coloro che usano giocattoli sessuali sono maledetti. Coloro che mantengono, vendono e producono questi strumenti di immoralità sono maledetti. Questa è la parola di Dio.

Dannazione eterna

"Non sapete che coloro che commettono errori non avranno alcuna parte nel regno di Dio? Non ingannate voi stessi. <u>Coloro che cedono al peccato sessuale</u>, che sono adoratori di idoli, adulteri, prostitute, omosessuali, ladri, persone avide, ubriache, abusatori e truffatori - nessuno di questi avrà accesso al regno di Dio ...

"Puoi dire, <u>mi è permesso fare qualcosa</u>" Ma rispondo, "non tutto va bene per te". E anche se «non mi è permesso fare niente, non devo diventare schiavo di niente».

"<u>Ma i nostri corpi non furono fatti per l'immoralità sessuale</u>. Sono stati fatti per il Signore, e il Signore si preoccupa dei nostri corpi. E Dio alzerà i nostri corpi dai morti per la sua meravigliosa potenza, così come sollevò il Signore dai morti. Non vi rendete conto che i vostri corpi sono in realtà parte di Cristo?

Può un uomo prendere il suo corpo che appartiene a Cristo, e unirsi a una prostituta [giocattolo sessuale]? Mai!

1 Corinzi 6:9-10, 12-15.

Ci sarebbe ancora tanto da dire in proposito. Ma innanzitutto voglio sottolineare di nuovo che non siamo autorizzati a fare ciò che amiamo con i nostri corpi, soprattutto le cose immorali o peccaminose. Guarda il versetto dodici: Paolo sta dicendo che anche le cose che ci è permesso fare non devono schiacciarci, tanto più se sono chiaramente peccaminose. Allora i nostri corpi non sono fatti per l'immoralità sessuale. Dio ha un alto scopo per questo corpo meraviglioso. Sicuramente, non può essere per il sesso con i giochi erotici, il sesso con i demoni e tutte quelle lussuriose pratiche.

Ora il punto è che esiste una dimensione eterna per le conseguenze di ciò che facciamo con i nostri corpi qui sulla terra. Ora, in primo luogo, un corpo deliberatamente abusato non può ereditare il regno di Dio. Altri autori potrebbero essere citati, ma stiamo prestando maggiore attenzione ai peccati di sesso. Il regno di Dio è la vita eterna. Sì, c'è una vita dopo questa vita e coloro che hanno abusato i loro corpi commettendo peccati di sesso non saranno ammessi alla vita eterna. La parola di Dio dice che nulla di impuro entrerà in quel regno. Ascolta!

In secondo luogo, coloro che hanno vissuto nel peccato, inclusi i peccati di sesso, non potranno risorgere dalla morte quando Gesù tornerà. La Bibbia ha detto che coloro che sono morti in Cristo saranno risuscitati dalla morte da parte di Dio stesso. Saranno sollevati proprio come Gesù è stato elevato dalla tomba. Ti ricordi. Uscì maestosamente senza ostacoli. Ma un corpo peccaminoso non sarà in grado di risorgere dalla morte. Il peso e la corruzione del peccato, del peccato del sesso, ecc. Non lo consentirà. Sì, vivere nel peccato è un rischio terribile. Porta alla morte eterna come un biglietto per l'inferno.

Qual'è la soluzione?

La soluzione è prendere una decisione immediata per uscire da questa confusione riconoscendo di essere nel peccato. Allora bisogna accettare la volontà e la capacità di Dio di salvarci dai poteri dell'inferno. Ecco perché Gesù è venuto; per salvarci dal potere del peccato.

Donare il corpo dev'essere un sacrificio

Per non cadere in preda a questi potenti spiriti sessuali e ai problemi con essi, bisogna sempre darsi totalmente a Dio. Devi servirLo nella santità completa. Non bisogna in alcun modo cedere a nessuna tentazione di praticare l'immoralità o l'impurità in qualunque forma. L'unico deterrente di questi demoni potenti, resilienti e molto malvagi è la santità completa del corpo e dei pensieri. Vero! Evitarli ed evitare anche tutto ciò che li attira.

"E così, carissimi fratelli e sorelle, <u>chiedo di dare i vostri corpi a Dio. Che siano un sacrificio vivente e sacro</u> – egli li accoglierà. Quando pensate a quello che ha fatto per voi, è chiedere troppo? Non copiate il comportamento e le abitudini di questo mondo, ma lasciate che Dio vi trasformi in nuove persone cambiando il modo di pensare. Allora saprete cosa vuole Dio che facciate e saprete quanto sia veramente buona e piacevole e perfetta la sua volontà "

Romani 12:1-2.

Paolo ha detto che dobbiamo presentare i nostri corpi come un sacrificio vivente - santo e accettabile a Dio. Cioè, dobbiamo usare i nostri corpi per fare solo ciò che è giusto davanti a Dio. Il nostro Dio è santo e accetterà soltanto un sacrificio sacro. Nulla di iniquo può essere trovato in Lui o nel Suo regno. Dobbiamo vivere, servire Dio nella santità totale. Così, quando si è coinvolti un'abitudine sporca e demoniaca come l'uso di giocattoli erotici, bambole, vibratori, ecc., Si contamina il corpo che è il tempio dello Spirito Santo. E ha detto che chiunque lo distrugga, abusi o contamini sarà sicuramente distrutto a sua volta. Semplice!

Cambia Adesso

Devi assumere il controllo della tua vita e delle tue abitudini. Devi assumere responsabilità. Sì. La Bibbia dice che non dovresti permettere che il peccato ti controlli in qualsiasi modo, in qualsiasi momento. Puoi farlo. Sì, grazie all'aiuto dello Spirito Santo, fai ora i primi passi e prenditi la responsabilità. Siamo responsabili di tutto quello che facciamo. Agisci adesso! Dio non trattiene Satana, perchè noi siamo responsabili dei nostri peccati. Vero. Devi controllare te stesso, il tuo corpo, i tuoi desideri, i tuoi pensieri e la tua associazione. Devi anche controllare ciò che vedi e guardi. Da adesso!

Ascolta ancora:

"Non lasciate che il peccato controlli il modo in cui vivete; non cedete ai desideri lussuriosi. Non lasciate che una parte del vostro corpo diventi strumento di malvagità, per essere usato per peccare. Al contrario, datevi completamente a Dio ... "

Romani 6:12 -13

Ora, butta, brucia quei giochi erotici, bambole, vibratori ora, sì adesso! Devi uscire da questo immediatamente per essere libero da quelle catene nel nome di Gesù! Amen!

<u>Preghiera</u>

Prego che questo messaggio ti autorizzi a vivere e lavorare per il regno di Dio. Ti libero dalla schiavitù dell'immoralità, dalla schiavitù della masturbazione, dalla schiavitù dell'immoralità e da tutte le altre abitudini peccaminose. Ti libero dalla prigionia di quel giocattolo sessuale, il demone sessuale, adesso. Che lo scopo, la volontà e il potere di Dio siano stabiliti nella tua vita da oggi in nome di Gesù - Amen!

<u>Molto Importante</u>

Se riceverai ancora Gesù Cristo come tuo SIGNORE e Salvatore, perché non inchini subito la testa? Confessa i tuoi peccati e chiedi a Dio di perdonarti. Ricorda, non dovrai tornare ai tuoi vecchi comportamenti. Puoi scrivermi per ulteriori consigli. Benedizioni a te!

Questo libro ti ha aiutato? Scrivi all'indirizzo sottostante e condividi la tua testimonianze con noi.

Rev. Gabriel Agbo

Tel: 234-8037113283

E-mail: gabrielagbo@yahoo.com

www.authorsden.com/pastorgabrielnagbo

P O Box 1755, Enugu – Nigeria.

Faceboook / Double Honour International

Twitter: pastorgabagbo

Apprezzeremo anche il tuo aiuto, le donazioni e gli appoggi per questo ministero. Il tuo supporto certamente porterà questo messaggio in tutte le parti del mondo. Chiamami oggi.

Invia la tua donazione oggi: First Bank of Nigeria. Conto di: Gabriel Agbo. Numeri di conto: 2026467591 o 3045148678

<u>**Gli altri miei libri**</u>

. **Power of Midnight Prayer**

.**Breaking Generational Curses: Claiming Your Freedom**

.**Double Honour**

.**No Cross No Crown**

.**God of Fruitfulness**

.**Receive Your Healing**

.**Prepare For War**

.**Homosexuality: The Occult, health and Psychological Dimensions**

.Uncommon Success

. Prayer of Jehoshaphat "O God won't you stop them"

.Double Honour

. God of Abraham, Isaac and Jacob

. Prayer of Jehoshaphat

. Sex Toys: Good or Evil?

. Power of Sacrifice

. Ed altri

Questi libri sono disponibili ora anche in spagnolo, portoghese, francese, italiano, africano, tedeco ecc.

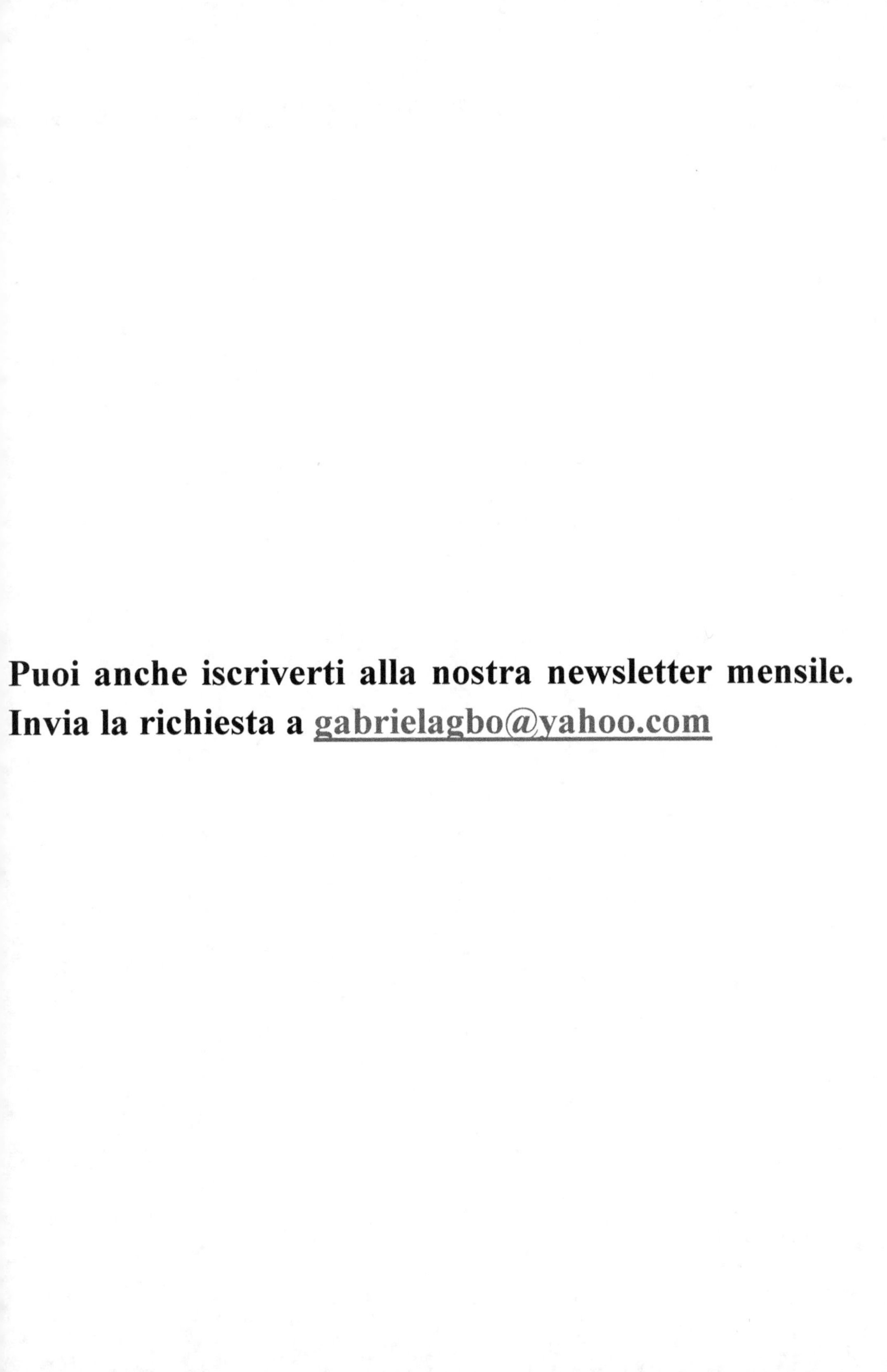
Puoi anche iscriverti alla nostra newsletter mensile.
Invia la richiesta a gabrielagbo@yahoo.com